DES ÉPIDÉMIES

DANS

LES STATIONS THERMALES

DES ÉPIDÉMIES

DANS LES

STATIONS THERMALES

ENVISAGÉES

POINT DE VUE DÉONTOLOGIQUE

PAR

le Dr Émile TILLOT

Correspondant de l'Académie de Médecine
Médecin inspecteur des thermes de Luxeuil
Ancien Président de la Société d'Hydrologie médicale.

PARIS

IMPRIMERIE F. LEVÉ

17, RUE CASSETTE, 17

—

1889

DES ÉPIDÉMIES

LES STATIONS THERMALES

ENVISAGÉES AU POINT DE VUE DÉONTOLOGIQUE

Que doit faire, en présence d'une épidémie, un médecin exerçant dans une station d'eaux minérales ? La question peut être envisagée au point de vue de l'hygiène générale, de la prophylaxie, de la thérapeutique, ou bien au point de vue déontologique, c'est à-dire dans ses rapports entre le médecin et le public lui-même. M'étant trouvé plusieurs fois, depuis le début de ma pratique thermale, en face d'épidémies diverses, j'ai été plus d'une fois embarrassé pour concilier les intérêts de mes clients et les nécessités imposées par la maladie. Mon intention est donc de vous exposer un certain nombre de ces cas, et de vous demander votre avis dans des circonstances données. Peut-être, en vous montrant mes doutes et mes craintes, les lumières de votre expérience pourraient m'aider à ne plus retomber dans des incertitudes fort pénibles, où j'ai dû ne prendre conseil que de moi-même.

Il me semble utile dans cette question d'établir quelques jalons, de l'étudier d'une façon générale, puis d'examiner séparément quelques épidémies.

Considérations générales. — Toute épidémie inquiète les populations, mais surtout la population flottante que nous avons à soigner ; aussi, connaissant la terreur qui s'attache au mot épidémie, des personnes malveillantes se servent parfois de ce moyen pour nuire aux stations favorisées par la clientèle. On a vu même des journaux, se faisant les complices involontaires de la peur du public, répandre de temps à autre, à tort ou à raison, des bruits de maladie sévissant d'une façon plus ou moins intense dans telle ou telle ville d'eaux. C'est ainsi qu'il y a quelques années, le *Figaro* avait annoncé qu'une forte épidémie de dysenterie existait à Luxeuil ; tous les médecins de la ville se réunirent sous la présidence du Maire, et adressèrent une lettre de rectification au journal, qui, je dois le dire, l'inséra en entier, mais seulement quelques jours après l'annonce erronée. Aussi le mal était fait ; j'ai reçu pour ma part de nombreuses lettres par lesquelles on me demandait si l'assertion du journal politique était bien réelle, et, malgré la rectification imprimée et ma réponse favorable, la plupart des personnes qui m'avaient écrit ne sont pas venues à Luxeuil.

Je me place maintenant dans l'hypothèse de l'existence réelle d'une épidémie dans une ville thermale ; quel est notre rôle vis-à-vis du public et des médecins étrangers, je veux dire des médecins n'exerçant pas dans la ville, et avec lesquels nous nous trouvons habituellement ou passagèrement en relations épistolaires ?

Le public peut nous demander par lettre ou par le télégraphe des renseignements sur l'état sanitaire de notre station ; un confrère désireux de nous adresser quelque malade nous écrit souvent pour nous prier de l'éclairer au sujet d'une épidémie annoncée, réelle ou non. Notre conduite n'est-elle pas tout tracée, et ne devons-nous pas avertir public et confrère de la réalité de cette épidémie? C'est là notre devoir concernant les personnes qui s'adressent à nous; mais nous ne pouvons faire davantage, dussions-nous subir des reproches de la part de malades qui, ne connaissant pas cette circonstance défavorable à la station, s'y sont installés, et viennent se plaindre amèrement de n'avoir pas été prévenus d'un événement qui les inquiète généralement beaucoup. Je cite ce fait, parce que j'ai été l'objet de remarques assez aigres de la part d'une dame qui, venue à Luxeuil lors d'une épidémie de variole, bénigne du reste, s'est montrée très mécontente parce que je n'avais pas prévenu le médecin qui l'avait envoyée. Or, ce médecin qui avait remis à sa cliente une lettre contenant des détails médicaux utiles à connaître, ne m'avait pas écrit à l'avance pour se renseigner sur l'état sanitaire de la station. Comment pouvais-je prévoir que mon confrère de Paris allait m'adresser une malade, puisqu'il ne m'en avait pas prévenu ni verbalement ni par lettre ? devais-je rédiger une circulaire collective destinée à la France et à l'étranger pour prévenir le public de l'existence d'une épidémie, peu sérieuse dans la station où j'exerce ?

Examinons maintenant le cas où le client, arrivé dans la station sans rien savoir de ce qui s'y passe, vient dans notre cabinet pour nous consulter. Faut-il lui faire connaître la vérité ou le laisser dans l'ignorance ? J'avoue que je me suis trouvé plus d'une fois embarrassé à cet égard, et je serais fort aise que la Société voulût bien me guider dans cette conjoncture difficile. Adoptant une réserve que je crois prudente, doit-on laisser ses clients apprendre par eux-mêmes la vérité tôt ou tard ? et c'est généralement tôt qu'ils la savent. Une fois instruits, s'ils viennent nous exprimer leurs inquiétudes, ne devons-nous pas les rassurer autant que possible, et, suivant la nature de l'épidémie, parler du degré plus ou moins marqué de diffusibilité du *contage*, de la prédominance de l'épidémie pour tel sexe ou tel âge, et enfin du degré réel et du caractère même de l'épidémie actuelle, de la chance qu'ils ont d'é-chapper à la maladie si elle sévit dans un quartier éloigné de leur logement, ou au contraire d'y être exposés si quelque personne de leur hôtel en est déjà la victime ? Dans ce dernier cas, ne devons-nous pas même avertir nos baigneurs, et les engager à changer de logement, surtout si les malades qui nous consul-tent ont avec eux de jeunes enfants ? Notre conduite en pareille circonstance n'est-elle pas tracée par un article sur la police des garnis, que je me permets de mettre sous vos yeux ? « Toutes les fois qu'un cas de « maladie épidémique ou contagieuse se sera mani-« festé dans un garni, la personne qui tiendra ce « garni devra en faire immédiatement la déclaration « au Commissaire de police. » (*Ordonnance* concer-nant la *police des garnis*.)

Mais je suppose que le maître d'hôtel ou le logeur ne remplisse pas cette formalité obligatoire ; qu'y a-t-il à faire ? S'inspirer des circonstances, et avertir les baigneurs avec toute la prudence désirable, me paraît le parti le plus sage.

La question peut se compliquer du secret professionnel, et dans ce cas l'embarras devient plus grand encore. Laissez-moi, à ce propos, Messieurs, vous citer un exemple qui s'est présenté une fois dans ma pratique thermale : peut-être sera-t-il profitable à quelques-uns d'entre vous. La femme du propriétaire d'un garni occupé exclusivement par la clientèle thermale prend la scarlatine. Un confrère de la ville, médecin de cette dame, me raconte le fait, en me le confiant sous le sceau du secret. Dans la journée même, une baigneuse logée dans cette maison vient me trouver en l'absence de son médecin, et me tient ce propos : « Ma proprié-
« taire, m'a-t-on dit, est atteinte d'une angine grave ;
« que faut-il que je fasse ? » J'ai répondu à la personne qui m'interrogeait : « Je ne suis pas le
« médecin de votre propriétaire, par conséquent
« j'ignore si elle est malade ; d'ailleurs, toutes les
« angines ne sont pas contagieuses ; mais je vous
« engage en tout cas à vous renseigner le plus exac-
« tement possible dans la maison même que vous
« habitez. »

Si l'affection épidémique existe à notre connaissance dans une maison garnie où nous avons des clients, quel est notre rôle ? Faut-il avertir nos baigneurs du danger qu'ils peuvent courir, et faut-il les engager à quitter l'hôtel où ils sont ? Prendre ce parti, n'est-ce pas jeter l'inquiétude non seulement chez nos

clients, mais aussi dans toute la population thermale ?
Car, dans les villes d'eaux, l'histoire de l'œuf de la fable
se réalise chaque jour dans les proportions les plus
invraisemblables. Ne pas faire connaître la vérité,
n'est-ce pas nous exposer à des reproches mérités,
et courir le risque de grossir un mal déjà existant ?
Je sais bien qu'il y a là une espèce de secret médical
qui nous lie vis-à-vis des personnes atteintes de
l'épidémie ; mais n'y a-t-il pas un moyen terme à
prendre dans l'espèce ? Évidemment, si l'affection
est maligne et atteint plusieurs personnes de la maison, garder le silence serait imprudent et coupable ;
car la rumeur publique se chargerait de parler pour
nous, et nous accuserait avec raison de nous être
montrés trop discrets. Quand au contraire l'affection
est d'une forme bénigne, qu'une seule personne en
est actuellement frappée dans l'hôtel dont il s'agit,
quand le malade peut être complètement isolé de
tout contact étranger, n'est-il pas possible de s'abs-
tenir de dévoiler un secret dont la révélation peut
avoir des conséquences graves ? Cependant, je crois
que le médecin en tout cas doit avertir le logeur ou
le propriétaire de la maison contaminée, en l'enga-
geant à empêcher toute communication des autres
baigneurs avec la personne victime de l'épidémie, et
en lui recommandant d'employer, pendant et après
la maladie, tous les procédés de désinfection du
local occupé par le malade.

Il est aussi indispensable — et ceci est un point
topique pour nous autres médecins hydrologues — il
est indispensable, dis-je, de faire connaître l'existence de l'affection épidémique au Directeur ou au
Régisseur de l'établissement thermal, et voici pour-

quoi : Admettons que la personne qui a subi l'atteinte
de l'épidémie se présente à l'établissement, après sa
guérison, pour y prendre un bain ; ne doit-on pas lui
refuser l'accès des salles de bains ? Car je suppose
qu'un convalescent de variole ou de scarlatine,
c'est-à-dire d'une affection à *contage* très tenace,
vienne se baigner dans l'eau minérale, n'y a-t-il pas
à craindre le transport de la maladie épidémique par
l'intermédiaire du cabinet de bain, ou du linge
qui aura servi à la personne convalescente ? A
Luxeuil, j'ai dû, dans une circonstance de ce genre,
interdire l'entrée des Thermes à une femme qui
venait d'avoir la variole, et j'ai demandé qu'on lui
portât un bain à domicile, au lieu de le lui laisser
prendre à l'établissement.

*Considérations sur quelques épidémies envisagées
individuellement.* — Jusqu'à présent, j'ai considéré
les épidémies d'une façon générale, au point de vue
du secret à observer ou à divulguer ; je vais
maintenant m'étendre sur quelques épidémies en par-
ticulier, ne parlant absolument que de celles dont
j'ai été témoin depuis que j'exerce la médecine
thermale. Je me bornerai donc à mentionner la
rougeole, la scarlatine, la variole, la dysenterie, la
fièvre typhoïde et le choléra.

De la rougeole. — Dans les stations fréquentées
par beaucoup d'enfants, la rougeole prend quelquefois
la forme épidémique. Au point de vue qui nous oc-
cupe actuellement, cette maladie est d'une nature
peu diffusible, elle ne se transmet qu'à une petite
distance ; l'histoire de l'épidémie observée par le

Dr Panum dans les îles Féroë et les heureux effets de l'isolement prouvent qu'on peut en quelque sorte diriger l'élément contagieux, et, tout en faisant la part du feu, préserver jusqu'à un certain point les individus sains. D'un autre côté, il s'agit là d'une affection d'allure le plus souvent bénigne, à laquelle peu de personnes peuvent se flatter d'échapper. Nous pouvons donc conclure de ces principes que, si l'affection ne présente pas un caractère grave, il faut ne pas s'en inquiéter outre mesure, et n'en parler que lorsque les clients eux-mêmes nous posent des questions à ce sujet.

De la scarlatine. — Ici, la question de contagion devient bien plus importante. La scarlatine peut être fort grave ; dans certains pays, en Angleterre par exemple, elle sévit avec intensité ; et on la redoute tant en Belgique que le médecin du roi ne doit pas soigner un scarlatineux dans sa clientèle. La matière contagieuse de la scarlatine est très tenace, elle peut être transportée à de grandes distances, des objets inanimés peuvent la communiquer ; ici le médecin doit se tenir sur le qui-vive, et avertir au besoin maître d'hôtel et clients, sans se laisser arrêter par d'autres considérations que celles tirées de la forme et de la nature de l'épidémie.

De la variole. — Ce que je viens de dire de la diffusibilité de la scarlatine, de la ténacité du *contage*, s'applique aussi à la variole. Il est vrai qu'elle peut être de nature non maligne, mais n'oublions pas cependant, Messieurs, que la forme la plus bénigne de la maladie peut-être le point de départ d'une vraie variole, quelquefois discrète, mais d'autres fois aussi confluente et même hémorrhagique. Nous devons donc prévenir nos clients et leurs propriétaires, nous informer si tout le personnel de la maison a été vacciné et revacciné, prescrire l'isolement le plus absolu et tenir le convalescent dans une sorte de quarantaine, qui lui permette de ne se faire voir aux étrangers que lorsque toute crainte de possibilité de contagion aura disparu.

La dysenterie. — Rarement grave dans nos climats, elle peut, jusqu'à un certain point, être tenue secrète sans grand inconvénient. Les précautions hygiéniques et la désinfection minutieuse des verres et des objets servant aux malades peuvent suffire, sans qu'il soit nécessaire d'ébruiter l'épidémie. Rappelons-nous aussi que ce nom de *dysenterie*, qui pour nous correspond à une entérite d'une forme particulière, est souvent dans le public le synonyme de la simple diarrhée. Ce vocable qu'on lui ferait connaître avec sa véritable signification ne servirait qu'à exciter inutilement ses craintes et peut-être même à lui faire dépasser les bornes où nous voudrions circonscrire la publicité de l'épidémie dont il s'agit, en lui inspirant une inquiétude qui ne serait nullement justifiée.

Pour la *fièvre typhoïde*, dont la nature contagieuse est jusqu'à un certain point mise hors de doute, sa transmission probable par l'eau prise en boisson nous impose une grande prudence, et nous oblige impérieusement à remonter à l'origine de l'épidémie, de façon à nous opposer à sa propagation. Il est donc

de toute nécessité d'avertir le propriétaire de la maison
où existe l'affection dont je parle, de se rendre
compte par soi-même de la disposition des fosses
d'aisance, et des terrains que traverse l'eau qui sert à
la boisson de la maison, de s'assurer s'il ne se trouve
pas quelque infiltration souterraine émanant d'une
fosse mal étanche, ou d'un réservoir d'eaux souillées
d'une manière quelconque. Les intéressantes obser-
vations qui ont été publiées dans ces dernières années sur l'origine de certaines épidémies de fièvre
typhoïde, la disparition de cette maladie de la ville
de Vienne par la rigoureuse observance des lois de
l'hygiène, nous imposent, à nous autres médecins
hydrologues, une très grande rigueur dans les re-
cherches concernant l'étiologie et la prophylaxie de
l'épidémie en question.

Du choléra. — Je termine cette communication
par la plus redoutable des épidémies que nous ayons
à combattre, et surtout à prévenir comme importa-
tion, je veux parler du *choléra.* L'épidémie peut
être apportée dans un établissement d'eaux minérales, et s'y développer avec intensité ou s'y éteindre
instantanément. Car nous savons que bien des stations thermales ont, à l'égard du choléra, des espèces
de lettres de noblesse, et se vantent d'une immu-
nité absolue à l'égard de ce fléau, prétendant que
leurs eaux établissent entre les stations environ-
nantes et l'épidémie une sorte de cordon sanitaire
infranchissable pour le choléra. Mais supposons qu'il
ne s'agisse pas ici d'une ville d'eaux privilégiée, et
que l'épidémie apportée par des personnes venues de
pays infectés rencontre dans la station même un ter-
rain favorable à son développement ; quelles sont les

mesures à prendre vis-à-vis des étrangers baigneurs, et des gens venant du dehors et dans des conditions suspectes, avant que le fléau ne s'installe dans la ville? car une fois qu'il est déclaré, du moment qu'un seul cas s'est montré, les baigneurs s'enfuient affolés, et le médecin des eaux rentre dans la catégorie de ses confrères en médecine générale. N'y a-t-il pas à prendre des précautions préventives? ne devons-nous pas nous entendre avec les autorités locales et administratives, et prendre de concert avec elles les mesures les plus propres à prévenir l'invasion de la maladie? Faut-il faire faire quarantaine aux personnes arrivant du pays occupé par le fléau, les soumettre ainsi que les objets leur appartenant à des procédés de désinfection et leur faire subir des visites quotidiennes? En tout cas, je crois que là doit se borner notre rôle. Quant à avertir les logeurs en garni et les maîtres d'hôtel du risque qu'ils courent en recevant ces étrangers, je crois que ceci n'est plus dans notre sphère, et qu'il faut laisser à la rumeur publique le soin d'indiquer la provenance de ces nouveaux hôtes. Veuillez à cet égard, Messieurs, me dire votre avis; je serais bien aise de savoir si vous avez quelque réflexion à émettre concernant ce sujet.

Je me borne aujourd'hui à cet aperçu déontologique de l'énorme question des épidémies aux stations thermales, et je souhaite que chacun de vous, qui aura été le témoin de quelque épidémie dans la ville où il exerce, vienne nous apporter son opinion sur ce qu'il croit le mieux à faire dans les circonstances que j'ai eu l'honneur d'exposer. J'ai cru à propos d'insister sur les mesures générales utiles, et sur les ménagements à concilier avec ces mesures, vis-à-vis du public et de nos confrères. Cette double considération, qui doit toujours être présente à notre esprit, est assez importante pour que je me sois permis de vous soumettre des doutes et des incertitudes que le concours éclairé de votre expérience peut dissiper ou faire disparaître, en rendant cette discussion aussi utile pour moi que fructueuse pour tous nos collègues en hydrologie.

17231. — Paris. Imprimerie F. Levé, rue Cassette, 17.